Metz. — Imp. M. Alcan.

DE LA

CURE RADICALE

DES

PIEDS-BOTS

PAR

H. SCOUTETTEN

Médecin-chef de l'hôpital militaire de Metz, Officier de la Légion-d'honneur,
Commandeur de l'ordre impérial du Sultan Abdul-Medjid,
décoré de la médaille de la Reine d'Angleterre, Membre de l'Académie
impériale des sciences de Metz, de la Société des sciences médicales
du département de la Moselle, Correspondant de l'Académie impériale
de médecine de Paris, de l'Académie des sciences de Toulouse,
de l'Académie de Stanislas de Nancy, de la Société impériale des sciences,
de l'agriculture et des arts de Lille, des Académies et sociétés
savantes de Berlin, Copenhague, Londres, Gênes, Wurtzbourg, etc.

METZ
LIBRAIRIE DE M. ALCAN, IMPRIMEUR-ÉDITEUR
Rue de la Cathédrale, 1

1857

DE LA

CURE RADICALE

DES

PIEDS-BOTS

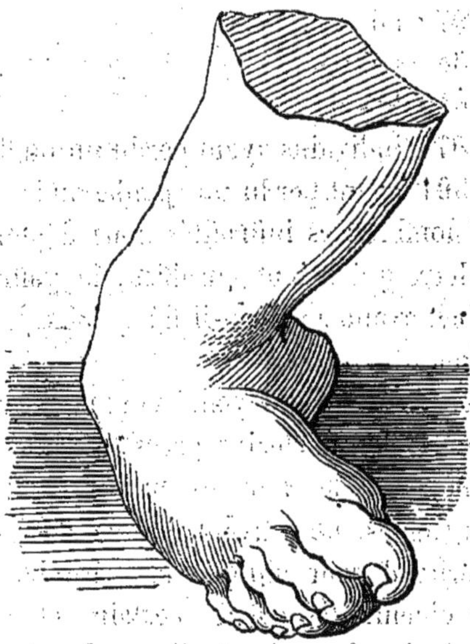

Pied-bot.

L'histoire des infirmités humaines, bien qu'inséparable de notre organisation, est sans doute fort triste; mais il ne faut pas qu'une sensibilité mal entendue nous fasse fermer les yeux et nous empêche de voir le mal où il existe.

Abordons, au contraire, ce sujet avec fermeté et indiquons le secours que la science et l'expérience peuvent offrir, aujourd'hui, aux malheureux atteints de difformités regardées comme incurables il y a peu d'années.

La statistique générale de l'Empire français, publiée en 1855 par le Ministre du Commerce et de l'Agriculture, constate qu'on compte, en ce moment, sur notre territoire :

22,547 individus atteints de pied-bot.
37,662 aveugles.
75,063 borgnes.
29,512 sourds-muets.
44,970 aliénés.
42,382 goîtreux.
44,619 bossus.
9,077 individus ayant perdu un ou deux bras.
11,301 ayant perdu une jambe ou les deux jambes.

Parmi ces nombreuses infirmités nous déplorons qu'il n'y en ait que deux qui soient curables, le goître et le pied-bot ; encore cet avantage n'est-il dû qu'aux progrès récents de la médecine.

Le *pied-bot* est une difformité connue depuis les temps les plus reculés; les médecins grecs et latins la signalent et la décrivent, mais les moyens curatifs qu'ils prescrivent, incomplets et vagues, ne peuvent donner des résultats heureux. Le mérite d'avoir indiqué les véritables préceptes à suivre, pour obtenir des succès certains et constants, revient aux médecins français et allemands. Ce n'est pas dire que le progrès ait surgi brusquement et soit arrivé d'un bond aux limites extrêmes du possible et du bien; ici, comme dans tous les travaux de l'esprit humain, les débuts furent marqués par l'incertitude, l'insuffisance des procédés et les avantages contestables du traitement.

Après des essais isolés, dus au hasard ou à la hardiesse de quelques chirurgiens de la fin du 18e siècle, le célèbre

Delpech, de Montpellier, remet en honneur en 1816, une opération tentée avant lui, mais abandonnée; en 1826, le docteur Stromeyer, de Hanovre, modifie avec bonheur le manuel opératoire applicable à la section des tendons, et lui donne le caractère d'une opération régulière. Les résultats heureux qu'il obtient excitent l'attention des médecins français ; les guérisons de pieds-bots se multiplient, des travaux importants surgissent, ils élucident la question, la grandissent et lui donnent le cachet définitif d'une conquête profitable à l'humanité.

A Paris, à Strasbourg, les recherches sont continuées, des travaux utiles sont publiés. A Metz, je pratique le 25 juin 1837, la première opération du pied-bot, et le 26 août 1838 je présente à l'Académie des sciences de cette ville plusieurs enfants guéris de pieds-bots très-développés. Au mois de septembre de la même année, je fais paraître le premier ouvrage qui ait eu pour but spécial de prouver la possibilité de guérir radicalement les pieds-bots en opérant la section des tendons rétractés (1).

Ce travail, accueilli favorablement en France, puis en Allemagne, en Amérique, en Italie, fut immédiatement traduit dans la langue de ces divers pays (2).

Dès-lors la cure des pieds-bots fut entreprise partout avec

(1) *Mémoire sur la Cure radicale des Pieds-Bots*, par H. Scoutetten. — in-8° avec six pl. — Paris. — Londres. — 1838.

(2) *Memoir on the radical cure of Club-Foot.* — by H. Scoutetten. — *Translated from the French, by* F. Campbell Stewart. *Philadelphia.* – 1840.

— *Ueber radicale Heilung der Klumpfüsse von* Dr H. Scoutetten. — *Uebersetzt, von* Dr Walther. — Leipzig – 1839.

— *Della cura radicale dei piedi torti.* — *Aut. dottore* H. Scoutetten. — *Tradot. dal dottore* Omedei – *Milano* – 1840.

ardeur; les résultats immédiats furent encourageants; on ne signalait que des succès. Mais enfin vinrent les revers, les accidents, les rechutes; et comme celles-ci n'arrivent que six mois, un an, deux ans, et même plus longtemps encore, après l'opération, les médecins éprouvèrent de fâcheuses déceptions, et les parents des enfants infirmes une douleur réelle en voyant leurs espérances trompées.

L'enthousiasme se calma, le découragement survint et la réaction qui s'opéra dans l'opinion publique fit presque abandonner l'une des plus belles et des plus utiles opérations de la chirurgie moderne. Nous lui devons ces 22,500 enfants infortunés, objets de douleur pour la famille, d'éloignement pour les étrangers.

Qu'on ne croie pas que ce n'est que dans les rangs inférieurs de la société qu'on rencontre le pied-bot. Cette infirmité se présente partout; trois hommes célèbres de notre époque en furent affligés; lord Byron, Walter-Scott, Talleyrand. Tous trois ne supportèrent ce malheur qu'avec irritation, et le poète de Childe-Harold a souvent répété qu'il eût donné volontiers la moitié de la gloire obtenue par son génie pour avoir des pieds qui égalassent la beauté de ses mains.

Les revers, les insuccès n'ont été que de courte durée; ils ont provoqué de nouveaux efforts qui ont amené des résultats satisfaisants: la cause des rechutes nous est parfaitement connue aujourd'hui, et nous croyons pouvoir affirmer que, quelles que soient la forme et la nature du pied-bot, la guérison radicale peut et doit être obtenue.

Mais hâtons-nous de dire qu'il ne faut pas s'attendre à des merveilles en huit ou quinze jours; il n'y a que l'inexpérience ou le charlatanisme qui puisse faire semblables promesses; cependant il est bien vrai que le *pied-bot secondaire*, c'est-à-dire développé après la naissance, peut, dans quelques circonstances favorables, guérir rapidement. Il n'en est plus de même lorsque l'enfant apporte la difformité en naissant; le traitement demande alors du temps, de la patience, les soins intelligents des parents, l'application prolongée d'appareils bien faits et, presque toujours, plusieurs opérations successives qu'on doit pratiquer, à des époques éloignées, sur les tendons qui font obstacle au redressement définitif du pied. Ces opérations, fort heureusement, ne sont ni douloureuses ni dangereuses lorsque le médecin a acquis une habileté suffisante. Sur 322 opérations de pieds-bots, faites dans l'espace de vingt ans, je n'ai pas eu un seul accident à déplorer.

Une discussion savante, soulevée tout récemment à l'Académie impériale de médecine de Paris, par M. J. Guérin, a été soutenue avec beaucoup de talent par MM. Malgaigne, Velpeau, Bouvier, etc.; mais, comme elle n'a eu pour but que de fixer les titres de priorité aux perfectionnements apportés à la méthode sous-cutanée, nous en reparlerons un peu plus loin lorsque nous ferons l'historique du traitement des pieds-bots.

DÉFINITION DU MOT PIED-BOT.

Lorsque le pied se déforme par suite de la rétraction de l'un ou de plusieurs des muscles qui s'y insèrent, il en résulte une disposition vicieuse des os à laquelle les médecins français ont donné le nom de *pied-bot*.

Les médecins de la plus haute antiquité ont connu ce vice de conformation : les Grecs appelaient Βλαισὸς le pied tourné en dehors, Ραιβὸς le pied en dedans; Hippocrate, cependant, emploie le mot Κυλλὸς (Περὶ ἄρθρων). Les latins se servaient communément des mots *varus* pour désigner le pied tourné en dedans, *valgus* pour le pied en dehors; toutefois Plaute (*in milite*) se sert encore des mots *compernis*, *pœtus*, *brochus*.

Les allemands désignent le pied-bot par le mot *Klumpfusz*; les anglais emploient le mot *Club-Foot*, et les italiens se servent du mot *Piedi-torti*.

FORMES ET VARIÉTÉS DU PIED-BOT.

Les pieds-bots présentent quatre formes principales : 1° le pied-bot en dedans ou interne; 2° le pied-bot en dehors ou externe; 3° le pied-bot phalangien; 4° le pied-bot calcanien.

Le pied-bot peut être *congénital;* c'est celui que l'enfant présente en naissant; *secondaire*, quand il survient dans la première enfance, souvent à la suite de convulsions; *accidentel*, lorsqu'il se produit dans un âge avancé par suite de blessure, de maladie et spécialement du scorbut, accident qui s'est fréquemment présenté chez les soldats de l'armée d'Orient.

Chacune des formes principales du pied-bot peut présenter des variétés nombreuses qui tiennent à la rétraction simultanée de plusieurs des muscles de la jambe ou du pied; ces variétés sont faciles à saisir par l'homme instruit et expérimenté; il suffit de connaître l'anatomie des parties pour expliquer les déformations intermédiaires produites par la tension permanente des muscles; aussi jugeons-nous inutile de créer des mots qui ne s'appliqueraient qu'à des cas isolés et qui compliqueraient inutilement le vocabulaire de la science.

Les noms que j'ai adoptés sont simples et intelligibles, ils me paraissent remplacer avec avantage les mots *varus*, *valgus*, *talus, pes equinus*, que l'usage, en dépit de la raison, semble vouloir maintenir.

Les auteurs qui m'ont suivi n'ont pas tous adopté mes divisions du pied-bot; ne les trouvant pas sans doute assez savantes, ils ont eu recours au grec pour composer des dénominations singulièrement compliquées. M. Duval, orthopédiste fort distingué, a cru qu'il valait mieux se servir du mot *stréphendopodie*, ponr exprimer la déviation du pied en dedans; *stréphexopodie*, la déviation en dehors; *stréphocatopodie*, la déviation en bas, le pied-bot phalangien, etc. MM. Bouvier, Phillips, Laugier continuent encorc à se servir des anciennes expressions *varus*, *valgus*, *talus* et *pes æquinus*.

M. Bonnet, chirurgien très-habile de Lyon, n'admet que deux types primitifs, *le pied-bot poplité interne* et le *pied-bot poplité externe;* au premier type se rattachent cinq degrés ou variétés, et un même nombre de variétés au second type. M. Bonnet justifie ses divisions en cherchant à démontrer qu'elles se rattachent toutes aux rétractions des muscles auxquels se distribuent les nerfs poplité interne et poplité externe. Cet aperçu pathologique, quelque habile qu'il soit en apparence, est plus spécieux que fondé: en effet, vouloir rapporter les types ou les variétés du pied-bot aux nerfs qui se distribuent aux muscles, c'est méconnaître la véritable cause qu'on doit faire remonter à une lésion du cerveau, de la moëlle épinière ou qui réside seulement dans le membre malade; les faits viendront plus tard prouver nos assertions. Ne pouvant admettre ici les mots proposés ni les opinions émises, nous continuons à penser que les formes apparentes de la difformité doivent servir de base aux divisions et qu'il est convenable de conserver les dénominations que nous avons adoptées.

ETIOLOGIE

OU

Recherche des causes déterminant le pied-bot.

Des opinions diverses ont été émises sur la cause originelle des pieds-bots ; les auteurs, confondant dans le même ordre de faits les pieds-bots *congénital, secondaire* et *accidentel*, ont voulu tout expliquer par une seule et même cause. Les uns ont cru à la puissance d'une pression mécanique, d'autres ont adopté la pensée d'une position vicieuse du fœtus dans le sein de la mère, ou bien d'une prédominance d'action de certains muscles sur d'autres plus faibles, etc. Citons quelques faits pour mieux préciser les opinions des auteurs.

Ambroise Paré n'hésite pas à rapporter la cause du pied-bot à la pression exercée par la mère lorsqu'elle a l'habitude de se tenir longtemps assise les jambes croisées; il pense encore que la nourrice, en portant l'enfant sur les bras, peut lui tourner les pieds par une pression prolongée contre son corps.

MM. Cruveilhier et Martin, revenant sur une opinion plusieurs fois conçue et abandonnée, ont soutenu, il y a peu d'années, que la cause du pied-bot congénital tient, selon M. Cruveilhier, à la pression du fœtus même sur l'un de ses pieds, et selon M. Martin, à une trop faible quantité des eaux de l'amnios dans l'utérus, ce qui permet à cet organe d'exercer une pression directe et continue sur les pieds de l'enfant. On ne peut méconnaître la réalité de cette compression, mais il n'est pas moins certain que les effets produits alors ne constituent pas le pied-bot. On trouve un aplatissement transversal du pied, détruisant la voussure et l'excavation sous-tarsienne, mais le talon n'est pas relevé, les muscles ne sont ni tendus, ni raccourcis, les tendons ne font pas saillie sous la peau; en un mot il n'existe aucun des caractères du pied-bot.

Attribuer, comme l'a fait Scarpa, l'origine du pied-bot congénital à la déformation primitive des os, c'est évidemment prendre l'effet pour la cause; l'expérience de tous les jours le démontre: il suffit, en effet, d'opérer la section des muscles rétractés pour que les surfaces articulaires reprennent avec facilité leurs rapports normaux.

Nous ne nous arrêterons pas à combattre la théorie des arrêts de développement, car signaler un fait n'est pas en donner l'explication; nous ne discuterons pas non plus l'opinion de Duverney qui attribuait la difformité des pieds-bots à l'inégale tension des muscles et des ligaments; la science, plus rigoureuse aujourd'hui dans ses raisonnements, recherche la cause des faits, et ne se borne plus à des assertions privées de déductions logiques.

Abandonnons les hypothèses et les opinions individuelles pour remonter à la cause première des phénomènes. Jœrg est le premier auteur qui paraît avoir attribué le pied-bot congénital à l'excès d'action d'un ou de plusieurs muscles, déterminé par une lésion du système nerveux. Delpech, qui vient ensuite, admet que la brièveté de certains muscles est primitive; il la rapporte à un arrêt de développement par diminution de l'innervation et de la nutrition de la moitié latérale ou inférieure du corps par un vice d'une portion de la moëlle épinière. L'inégalité de l'influence nerveuse lui rend compte du défaut d'harmonie entre des muscles antagonistes, et il suppose que dans l'utérus le fœtus peut éprouver des affections nerveuses et convulsives. Béclard professait une opinion analogue; c'était à une lésion profonde de la moëlle épinière qu'il rapportait les déviations des pieds dans les fœtus acéphales, et le pied-bot, en général, à un affaiblissement de l'influence nerveuse des nerfs postérieurs du tronc et des membres inférieurs.

C'est en effet à l'état morbide des centres nerveux qu'il faut rapporter la cause première du pied-bot congénital et du pied-bot secondaire. Les faits abondent pour appuyer cette doctrine. M. J. Guérin a le mérite incontestable de les avoir réunis, groupés, et d'avoir formé une série parfaite commençant aux monstruosités les plus exagérées pour finir aux difformités les plus simples; il est ressorti de ce travail l'évidence matérielle des rapports existants entre la lésion des centres nerveux et la contracture des muscles, cause finale des déviations osseuses constituant les diverses formes du pied-bot.

M. J. Guérin, après avoir fréquemment constaté la coincidence du pied-bot congénital avec d'autres difformités articulaires chez les fœtus monstrueux privés de cerveau ou de moëlle épinière, ou bien chez ceux qui ne présentent que des altérations notables de ces organes, a trouvé, à côté de ce premier fait, qu'il en existe un second qui lui est corrélatif, c'est que toutes ces difformités sont accompagnées d'une rétraction générale, très-considérable, des muscles qui se rendent aux parties déviées.

La coincidence de ces deux faits, si nettement accentuée, ne permettait pas de méconnaître le rapport existant entre la rétraction musculaire convulsive et une affection du système cérébro-spinal. Il ne fallait plus, pour arriver à une démonstration complète, que trouver des cas intermédiaires représentant les degrés décroissants d'une même cause, depuis son influence exagérée jusqu'à son influence la plus faible, établissant ainsi une chaîne non interrompue entre les produits de sa plus grande intensité et les cas où elle n'apparaît que d'une manière faible et presque effacée ; d'où il résulte que la difformité générale des monstres et le simple pied-bot se trouvent véritablement liés entre eux, quant à leur commune origine, par une série de cas intermédiaires établissant la transition insensible d'un des termes extrêmes à l'autre. Toutes ces recherches ont été faites, et l'exactitude de la théorie paraît définitivement acquise.

L'étiologie du *pied-bot secondaire* confirme pleinement les idées précédemment émises. Fréquemment on voit naître, presque sous les yeux, des rétractions musculaires déterminant les diverses formes du pied-bot chez des enfants atteints de convulsions, accidents qui peuvent survenir à toutes les époques de la vie, mais qui se produisent généralement pendant le travail de la première dentition.

Ces difformités secondaires ne sont pas généralement aussi considérables que celles que les enfants apportent en naissant, ce qui tient à ce que la susceptibilité du système nerveux et la laxité des articulations sont plus grandes pendant la vie intrà-utérine que plus tard.

Le pied-bot *secondaire*, de même que le pied-bot *congénital*, présente des variétés nombreuses quant aux formes et aux degrés ; rarement cependant il atteint la difformité exagérée et rebelle du pied-bot congénital ; il n'est même pas rare de rencontrer des *pieds-bots secondaires*, chez lesquels la rétraction musculaire est si facile à vaincre, qu'il suffit d'un effort modéré de redressement avec la main pour ramener instantanément le pied à la forme normale ; il peut même rester quelques moments dans cet état, mais tout-à-coup la rétraction des muscles, s'accusant par la saillie des tendons, reproduit le pied-bot tel qu'il était auparavant.

Il faut encore constater que les enfants qui portent un pied-bot secondaire sont souvent atteints de paralysie plus ou moins complète de l'une ou des deux jambes, preuve évidente de la relation de la maladie du système nerveux avec la contracture musculaire ; cette paralysie, compliquée de pied-bot, survient fréquemment à la suite des convulsions de la première enfance.

Première observation. — Adèle C..., demeurant à Metz, fut prise, à l'âge de sept mois, de convulsions qui se répétèrent plusieurs fois dans la journée. Le calme se rétablit, mais les parents remarquèrent quelques jours plus tard, que la jambe gauche restait pendante, que l'enfant ne la remuait plus. A l'âge d'un an la paralysie avait diminué, mais les muscles de la partie postérieure de la jambe s'étaient rétractés, et un pied-bot interne s'était formé. L'opération fut faite et la guérison du pied-bot obtenue en moins de trois mois.

Les pieds-bots secondaires ne sont pas toujours précédés de convulsions apparentes, en voici un exemple remarquable.

Deuxième observation. — Marie**, du village d'Argancy (Moselle), appartient à des parents jeunes, bien portants, parfaitement constitués ; elle est venue au monde avec toutes les conditions de la force et de la santé : A l'âge de six mois elle est atteinte d'une rougeole bénigne qui guérit rapidement, mais, peu de jours après, les deux jambes sont paralysées : plus tard les muscles se contracturent et déterminent un double pied-bot, plus prononcé à droite qu'à gauche. Deux fois il m'a fallu, à un an de distance, faire la section du tendon d'Achille droit pour rendre au pied sa forme régulière : la paralysie a sensiblement diminué, l'enfant marche.

L'origine de certain pied-bot secondaire peut tenir encore à des causes plus obscures, qui doivent servir à relier sans interruption le pied-bot congénital au pied-bot secondaire. Ainsi on peut comprendre qu'une cause très-faible, agissant dans le sein de la mère, permettrait à l'enfant de naître avec toutes les apparences d'une bonne conformation, mais que plus tard, cette même cause, continuant à agir lentement, sourdement, détermine la manifestation d'un pied-bot secondaire ; en voici un exemple des plus intéressants :

Troisième observation. — Joseph G., né à Metz, issu de parents sains et bien conformés, a conservé, jusqu'à l'âge de trois ans, l'usage libre et facile de ses deux jambes ; mais à cette époque, la mère remarque que le soulier droit se déforme facilement, qu'il se contourne, et que, sans cause connue, sans douleur, sans maladie antérieure, la jambe droite maigrit, que les muscles de la région postérieure se contracturent ; enfin un pied-bot interne se développe et nécessite la section du tendon d'Achille. Cet enfant, âgé aujourd'hui de quatorze ans, n'a jamais eu de convulsions ni de maladie apparente du cerveau, ou de la moëlle épinière. L'allongement du tendon d'Achille est satisfaisant, mais le fléchisseur et l'adducteur du gros orteil sont contracturés et exigeraient une seconde opération pour donner au pied une forme parfaitement normale.

Bien que les pieds-bots secondaires soient des difformités qui appartiennent presque exclusivement à l'enfance, ils peuvent cependant se produire dans un âge avancé : j'en ai observé un exemple très-remarquable à l'hôpital civil et militaire de Grenoble, en 1846.

Quatrième observation. — Pierre M..., âgé de 70 ans, adonné aux liqueurs alcooliques, est atteint d'une méningite cérébro-spinale ; la maladie, combattue avec vigueur, semble guérie complètement ; cependant Pierre éprouve de la difficulté à marcher, les jambes s'enraidissent, les pieds se contournent en dedans, les talons ne peuvent plus toucher le sol ; un double pied-bot interne très-prononcé empêche le malade de se tenir debout ; il était sur son lit depuis six mois lorsque je le vis : aucune opération ne fut tentée.

Pied-bot accidentel. — Les événements récents déterminés par la guerre de Crimée, nous ont permis de constater fréquemment la formation du pied-bot accidentel à la suite de blessures ou d'atteinte de scorbut ; dans ce cas la cause ne peut plus être rapportée aux centres nerveux, elle est tout entière dans la partie malade et elle se circonscrit dans les filets des nerfs poplités internes ou poplités externes. Cette différence d'origine établit une distinction bien nette entre ce dernier genre de pied-bot et les précédents.

La déformation des pieds, bien qu'elle puisse être considérable, n'atteint jamais alors le degré que peut présenter le pied-bot congénital, ce qui s'explique facilement par la rigidité des ligaments et de toutes les parties qui sont parvenues à leur entier développement.

Deux exemples serviront à compléter les notions qui se rattachent à cette difformité.

Cinquième observation. — L... Jean, âgé de 32 ans, soldat au 86e régiment de ligne, débarque à Kamiesch, le 16 février 1854 ; le 12 juillet de la même année, il est atteint de scorbut très-prononcé aux jambes : traité d'abord à l'ambulance, puis dans les hôpitaux de Constantinople et de Gallipoli, il est renvoyé en France au commencement du mois de mai 1856 ; dirigé sur Metz, il entre à l'hôpital militaire de cette ville, le 13 du même mois. Le malade, parfaitement guéri du scorbut, sort de cet établissement deux mois après son entrée ; il y rentre de nouveau le 16 janvier 1857 : la santé générale est excellente, mais le membre inférieur gauche est amaigri, le pied est déformé ; le talon ne touche plus le sol, il en est constamment éloigné de six centimètres ; le tendon d'Achille, très-tendu, fait une forte saillie sous la peau, les muscles jambier antérieur, adducteur et court fléchisseur du gros orteil sont contracturés et portent le pied en dedans : les muscles jumeaux et soléaires sont gonflés, durs et remontés vers la région poplitée. Lorsque le malade est debout, le pied ne porte que sur les derniers orteils de la région externe. Cet homme fut réformé avec pension de retraite.

Sixième observation. — A la suite d'un coup de pied de cheval sur la région dorsale du pied gauche, reçu à l'âge de 14 ans, D... Alexandre, soldat infirmier, âgé aujourd'hui de 22 ans, sentit la jambe s'affaiblir, puis il s'aperçut qu'elle maigrissait et que, pendant la marche, le talon ne touchait plus le sol. Aujourd'hui, 28 avril 1857, D..., dont la santé générale a toujours été excellente, est atteint de claudication très-prononcée : les muscles jumeaux sont fortement contracturés, le calcaneum est élevé au-dessus du sol de deux centimètres, le membre malade comparé à la jambe droite présente, dans la circonférence, un amaigrissement de trois centimètres : le tendon d'Achille fait une forte saillie, le talon est aminci ; mesuré transversalement, il est d'un tiers moins large que celui du pied opposé : la voûte plantaire s'est élevée et elle s'est contournée de manière à porter les os du métatarse et les orteils sensiblement en dedans. Le gros orteil est maintenu fléchi par le tendon du long fléchisseur qui est tendu comme une corde à la partie interne de la région plantaire, ainsi que celui de l'adducteur. Le pied malade est de trois centimètres moins long que le membre sain.

A ces exemples nous pourrions en ajouter un très-grand nombre d'autres qui, tous, concourraient à démontrer qu'une blessure faite sur l'un des points de la jambe, et même quelquefois à la cuisse, ainsi qu'une maladie attaquant profondément les tissus du membre, peut agir sur les filets nerveux, de là sur les muscles de la jambe, et provoquer enfin une déformation qui doit être rangée dans la catégorie des pieds-bots, puisqu'il y a état morbide du système nerveux, contracture permanente des muscles et déviation consécutive des surfaces articulaires des os du pied.

Cette doctrine, ainsi qu'on peut le pressentir, nous fait rejeter de la classe des pieds-bots, les déformations accidentelles du pied déterminées par des luxations mal réduites, par des fractures ou par des maladies provoquées par la syphilis ou la scrophule.

Description des formes de Pieds-Bots.

§ 1er. — PIED-BOT EN DEDANS OU INTERNE.

Cette forme présente plusieurs variétés; les principales sont: 1° le pied-bot en dedans simple; 2° le pied-bot en dedans double.

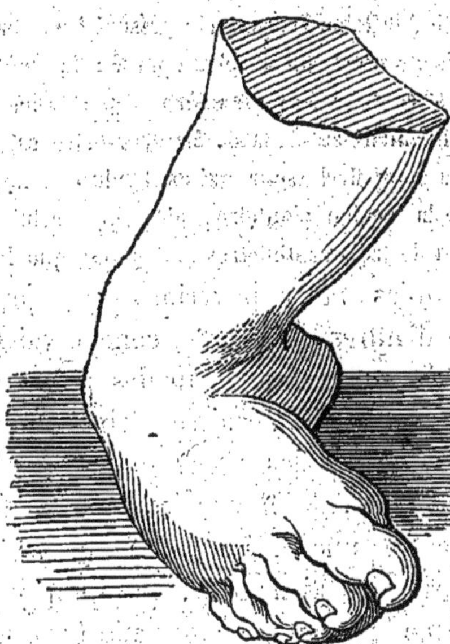

Pied-bot en dedans simple.

1° *Pied-bot en dedans simple.* — Il est caractérisé par la déviation en dedans de la pointe du pied; déviation qui peut être poussée assez loin pour que les orteils fassent angle droit avec l'axe de la jambe. Si on pose l'enfant debout, le pied porte sur le petit orteil et sur une partie du bord externe du pied, tandis que le gros orteil est dirigé en haut et en dedans. La plante du pied ne touche pas le sol; elle est tournée en dedans et en arrière; la malléole externe est fort saillante; l'interne est effacée, elle semble ne pas exister. Le talon est relevé, aminci, beaucoup plus petit que dans l'état normal; entre lui et la partie inférieure de la jambe existent des sillons transversaux ou des plis plus ou moins prononcés, selon l'âge ou le degré de la difformité.

Lorsque le pied-bot en dedans est congénital, la jambe est ou paraît un peu arquée, disposition principalement due à la déviation du pied. Lorsqu'il n'y a pas de paralysie du membre, celui-ci présente, pendant les premiers mois après la naissance, son volume habituel, mais en avançant en âge la jambe difforme maigrit, la cuisse elle-même ne prend pas de développement, et l'on trouve, en comparant les deux membres, une différence marquée en faveur du membre sain.

Vers un an et demi ou deux ans, quelquefois plus tôt, le pied se courbe toujours de plus en plus, le gros orteil se rapproche du talon et il n'est pas rare de voir le pied se déformer assez fortement pour que la pointe soit dirigée directement en arrière.

Cette difformité entrave nécessairement la marche, cependant, après des efforts douloureux, les enfants parviennent à se soutenir sur le membre malade; le poids du corps augmente alors le déplacement des os du tarse et du métatarse; des callosités épaisses surviennent à la peau correspondant aux points d'appui et, surtout pendant l'hiver, il se forme des ulcérations d'une guérison très-difficile, qui apportent un empêchement absolu à la marche.

Le pied-bot en dedans peut être *congénital*, *secondaire* ou *accidentel*. Le pied-bot congénital présente habituellement les caractères les plus prononcés de la difformité, et par cela même son traitement est plus long et plus difficile que celui des deux autres espèces.

Les variétés du pied-bot en dedans sont nombreuses, elles tiennent à la simultanéité d'action d'un plus ou moins grand nombre de muscles contractés appartenant à la jambe et au pied. Constamment le tendon d'Achille est tendu, ce qui relève le talon avec plus ou moins de force : le fléchisseur propre du gros orteil et le fléchisseur commun des orteils entraînent ces parties en bas et en dedans; très-souvent encore l'adducteur et le court fléchisseur du gros orteil sont contracturés et forment une corde résistante qui porte invinciblement les orteils en arrière et en dedans. Si, exceptionnellement, les muscles longs fléchisseurs agissent seuls, ou au moins l'emportent par leur énergie de contraction sur les petits muscles du pied, les orteils sont tirés directement en bas et en arrière; ils se rapprochent du talon et l'enfant finit par marcher en appuyant sur le dos du pied. L'observation suivante en présente un exemple remarquable.

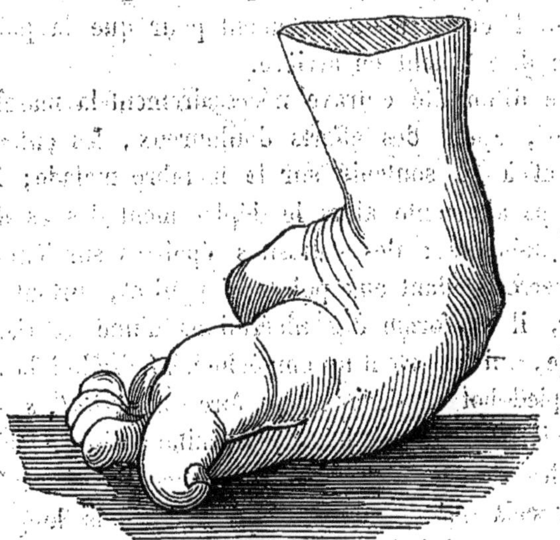

Septième observation. — François L... était, en naissant, un garçon fort et bien portant ; à quatre ans il éprouve une inflammation aiguë des membranes du cerveau suivie de convulsions violentes ; le bras gauche est semi-paralysé, le membre inférieur, du même côté, éprouve semblable affaiblissement : quelques mois plus tard survient une rétraction considérable des muscles jumeaux et fléchisseurs ; le talon est fortement relevé, les orteils sont tirés en bas et en arrière ; le pied se renverse graduellement et le dos est la partie sur laquelle porte le poids du corps : la marche était extrêmement pénible et l'on concevait à peine comment la douleur et la gêne ne l'empêchaient pas d'une manière absolue. J'opérai cet enfant, il guérit parfaitement.

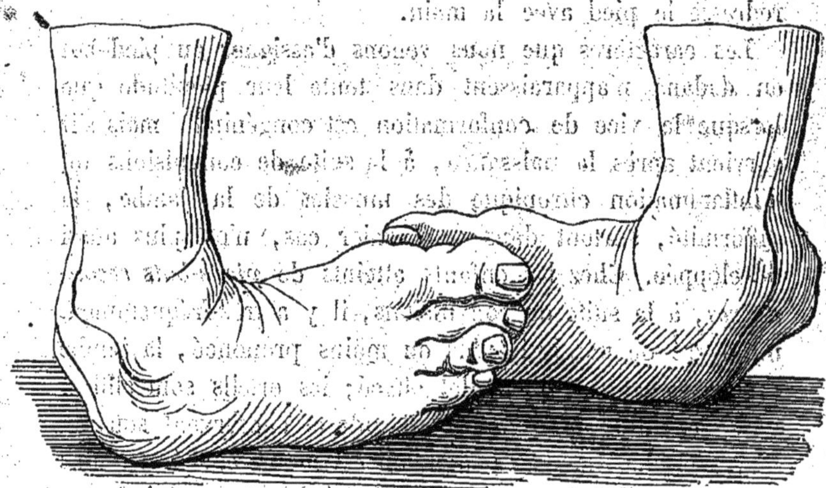

Pied-bot en dedans double.

2° *Pied-bot en dedans double.* — Le pied-bot en dedans double n'est pas rare ; il constitue une des difformités les plus pénibles ; chacun des pieds présente les caractères décrits pour le pied-bot simple ; toutefois il arrive presque constamment que l'un des pieds est plus déformé que l'autre. Lorsque le pied-bot est double, les orteils se croisent, et quand les enfants sont parvenus à marcher, ils ne peuvent avancer qu'en faisant passer alternativement un pied au-dessus de l'autre : cette nécessité ne disparaît que lorsque la déviation des os devient assez forte pour porter les orteils plus ou moins directement en arrière.

C'est surtout chez les enfants atteints de pied-bot double que les jambes semblent arquées et former une courbure extérieure. Mais cette conformation vicieuse n'est qu'apparente ; elle tient à l'effacement de la malléole interne, au déplacement de l'astragale, d'où résulte une concavité qui trompe l'œil, mais qu'on fait disparaître lorsqu'on redresse le pied avec la main.

Les caractères que nous venons d'assigner au pied-bot en dedans n'apparaissent dans toute leur plénitude que lorsque le vice de conformation est congénital ; mais s'il survient après la naissance, à la suite de convulsions ou d'inflammation chronique des muscles de la jambe, la difformité, surtout dans ce dernier cas, n'est plus aussi développée. Chez les enfants atteints de *pieds-bots secondaires*, à la suite de convulsions, il y a très-fréquemment un degré de paralysie plus ou moins prononcé, la jambe est très-amaigrie ; le mollet effacé ; les orteils sont effilés, paraissent plus longs que d'habitude et conservent souvent leur rectitude normale ; le talon est moins effacé et moins contourné en dedans que chez le pied-bot congénital.

Lorsque le pied-bot succède à l'inflammation chronique des muscles, notamment au scorbut, ainsi que nous avons eu souvent occasion de l'observer à la suite de l'épidémie de Crimée, ou bien à une blessure du membre inférieur, le talon est plus ou moins relevé, mais peu contourné en dedans, la partie interne du pied se courbe et atteint rarement les degrés extrêmes du pied-bot congénital ; les tendons, surtout ceux des fléchisseur et adducteur du gros orteil, font saillie à la plante du pied, et sont comme des cordes tendues lorsqu'on veut allonger le pied : l'amaigrissement est d'abord peu considérable, mais il augmente avec le temps et amène une grande faiblesse dans le membre. Je n'ai jamais vu de pied-bot accidentel double.

Après nous être occupé de la forme extérieure du pied-bot en dedans, nous devrions étudier les changements survenus dans les parties intérieures ; mais, pour éviter des répétitions, nous traiterons cette question lorsque nous nous occuperons de l'anatomie du pied-bot.

PIED-BOT EN DEHORS OU EXTERNE.

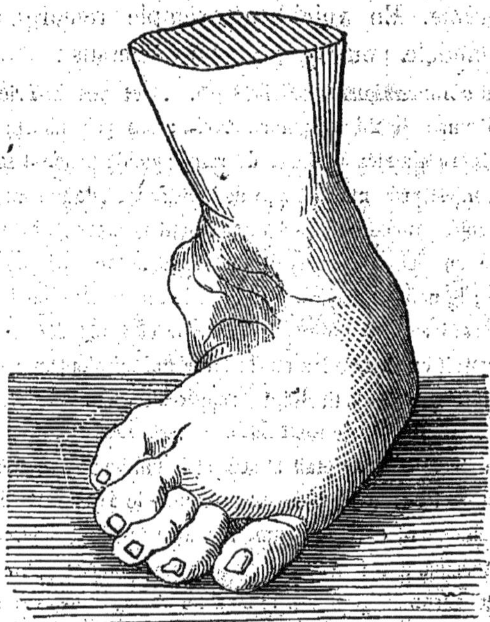

Le pied-bot en dehors est beaucoup plus rare que le pied-bot en dedans ; comme ce dernier il peut être *congénital* ou *secondaire ;* je n'ai jamais rencontré de pied-bot externe *accidentel.* Le pied-bot externe est presque toujours simple, je devrais peut-être dire toujours, car dans ma longue pratique je n'ai jamais eu occasion d'observer le pied-bot externe double. Toutefois on rencontre, mais rarement, des enfants qui ont deux pieds-bots de forme différente, l'un interne et l'autre externe.

Le pied-bot externe et congénital présente de nombreuses variétés; elles tiennent toutes à la rétraction plus ou moins énergique des muscles péroniers latéraux et antérieur, de l'abducteur et du court fléchisseur du petit orteil : il peut encore y avoir complication de contracture des muscles jumeaux et soléaire, alors la difformité peut atteindre la limite extrême. En voici un exemple remarquable, il a servi de modèle pour la planche ci-dessus :

Huitième observation. — Mélanie D... est née à Trieux, canton d'Audun-le-Roman, le 25 septembre 1852; ses parents sont bien conformés et la mère n'a rien éprouvé de remarquable pendant sa grossesse. Cette enfant m'est présentée à l'âge de huit mois; elle portait un pied-bot externe du côté gauche, extraordinairement prononcé. Le tendon d'Achille, dévié en dehors, relevait fortement le talon, le portant vers le côté externe; le petit orteil, ramené dans le même sens par la contraction des trois péroniers, des muscles abducteur et court fléchisseur du petit orteil, repoussait en dedans les os du tarse qui faisaient une saillie considérable, tandis que le petit doigt, rapproché du talon, déterminait une dépression profonde dans le fond de laquelle la peau faisait des plis nombreux : la malléole externe était effacée et la jambe notablement amaigrie.

La section du tendon d'Achille fut pratiquée le 1er juin 1853; elle détermina l'abaissement du calcaneum. Alors se présenta, comme une corde résistante et saillante, le tendon du péronier antérieur; il fut coupé le 8 juin. Cette seconde opération amena un allongement très-sensible du pied; mais le développement complet du membre fut encore arrêté par l'abducteur et le court fléchisseur du petit orteil; ces muscles présentaient une rigidité insurmontable; ils furent incisés le 21 juin de la même année, et la guérison fut enfin obtenue.

Cette observation prouve que c'est à tort que plusieurs auteurs ont donné, comme caractère spécial du pied-bot en dehors, l'abaissement du talon.

Dans les cas ordinaires, surtout lorsque le pied-bot est *secondaire*, les muscles péroniers latéraux agissent seuls ; ils relèvent le bord externe et la pointe du pied, la malléole interne devient saillante et se rapproche du sol ; le bord interne du pied s'allonge et se contourne, la voussure sous-tarsienne disparaît, les caractères du pied-plat se manifestent en s'exagérant.

PIED-BOT PHALANGIEN.

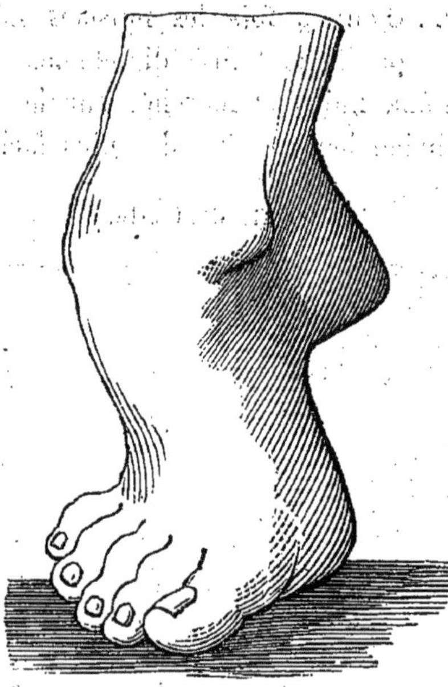

Cette forme de pied-bot est assez commune ; rarement elle est *congénitale ;* presque toujours elle survient à la suite de convulsions chez les enfants ou d'inflammation chronique produite par des accidents ou par le scorbut.

Quelle qu'en soit la cause, le tendon d'Achille, entraîné par les muscles jumeaux, relève le calcaneum, puis le pied presque entier : le poids du corps n'est plus supporté que par les orteils qui, avec l'âge, prennent beaucoup de développement, s'élargissent et acquièrent un diamètre transversal qui dépasse sensiblement celui des cinq métatarsiens réunis : la plante du pied se creuse fortement ; l'astragale et le scaphoïde, portés en avant, forment une saillie très-prononcée : assez souvent le poids du corps fait fléchir le pied en dedans, et le pied-bot phalangien devient pied-bot interne, transformation qui est inévitable lorsque les muscles long et court fléchisseurs du gros orteil viennent à se rétracter. D'autres fois les muscles fléchisseurs se contractent, les orteils sont tirés directement en bas et en arrière, et l'enfant finit par marcher sur le dos du pied. Le pied-bot phalangien est l'un des plus faciles à guérir.

PIED-BOT CALCANIEN.

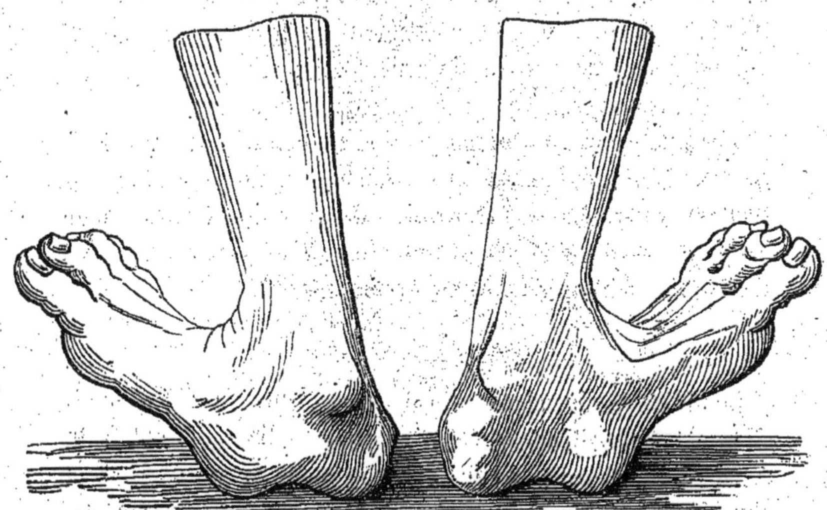

Le pied-bot calcanien est rare ; je ne l'ai rencontré

que deux fois : chez l'un des enfants la difformité n'existait qu'à un pied ; chez l'autre elle était double : c'est le cas représenté par la planche ci-dessus : c'était chez un garçon de quatre ans, habitant un village près de Jarny, département de la Moselle ; il avait un frère également affligé de pieds-bots, mais internes, dont l'un était beaucoup plus déformé que l'autre

Le pied-bot calcanien est caractérisé par la rétraction énergique des muscles jambier antérieur, extenseur propre du gros orteil, et extenseur commun des orteils. Les tendons font, sous la peau, une saillie très-prononcée ; le bord externe du pied se relève plus que l'interne, d'où résulte une surface oblique d'avant en arrière et de dehors en dedans. Le talon touche le sol tandis que les orteils en sont éloignés ; les surfaces articulaires éprouvent peu de changements dans leurs rapports, cependant les trois cunéiformes ainsi que le cinquième métatarsien glissent, en se relevant, sur le scaphoïde et le cuboïde, et ce dernier os, ainsi que le calcaneum, forment une tubérosité arrondie qui se couvre de callosités épaisses lorsque les enfants ont marché pendant quelques années.

Les pieds-bots calcaniens que j'ai rencontrés étaient congénitaux ; faibles d'abord, ils avaient augmenté considérablement avec l'âge. Le traitement de ce genre de difformité est long et difficile., ce qui tient à ce qu'on est forcé d'attaquer chaque tendon séparément.

VARIÉTÉS ET COMPLICATIONS DES PIEDS-BOTS.

Les variétés des pieds-bots sont très-nombreuses ; on en conçoit la raison puisque ces difformités tiennent à la puissance de rétraction de chacun des muscles et au nombre de ces mêmes muscles rétractés. On peut donc poser en principe qu'il peut y avoir autant de variétés qu'il y a de muscles à la jambe et au pied susceptibles de se rétracter.

On peut s'étonner, avec juste raison, qu'un fait si simple, si rigoureusement vrai, n'ait pas fait comprendre aux auteurs l'inutilité et même l'impossibilité de divisions secondaires : sans doute il y a des formes générales faciles à saisir, comme nous l'avons démontré, mais les variétés sont infinies parce qu'elles tiennent à la combinaison d'action de deux ou plusieurs muscles dont la puissance s'exerce à des degrés différents. Il n'est donc pas étonnant que les auteurs qui ont tenté des classifications n'aient pas réussi à les faire adopter et que leurs opinions aient été contradictoires. M. Duval admet cinq espèces de pieds-bots ; M. Phillips, trois ; M. Bonnet, deux ; mais chacune de ces deux espèces comprend cinq variétés. Ce n'est pas tout, les variétés peuvent se modifier, se transformer l'une dans l'autre, ce qui est le produit de l'âge, du traitement ou de l'aggravation de la maladie ; alors viennent les nuances intermédiaires qui font que le pied-bot interne devient, pour me servir des expressions employées par les auteurs, *varus-équin* et le pied-bot phalangien *équin varus*. Ces subtilités techniques embarrassent la science sans la servir. En adoptant notre pensée, un homme intelligent comprend de suite, et sans explication nouvelle, que la forme des pieds-bots varie selon le nombre, la puissance et la direction des muscles malades.

Les complications des pieds-bots peuvent tenir à la déformation des jambes, des genoux, à l'existence d'ankylose ou de demi-ankylose des articulations. Le premier genre de complications est très-fréquent chez les jeunes enfants, le second chez les personnes avancées en âge, ce qui explique les difficultés et souvent l'impossibilité de la guérison des pieds-bots chez les adultes.

La paralysie, complète ou incomplète, est une complication fréquente, principalement chez les enfants atteints de pieds-bots secondaires.

L'amaigrissement des membres malades est constant; il est quelquefois poussé assez loin pour faire disparaître totalement la saillie des muscles du mollet.

ANATOMIE DU PIED-BOT.

Les parties molles et les os éprouvent, sous l'influence de l'état pathologique du pied, des modifications importantes que nous ne pouvons signaler que très-rapidement: ces modifications, on le conçoit, doivent varier selon l'espèce de pied-bot examiné.

Les auteurs anciens admettaient dans le pied-bot interne l'existence d'une luxation. Hippocrate n'a point partagé cette erreur, mais il était réservé à Scarpa de démontrer que les os du tarse ne sont qu'éloignés, en partie, des surfaces avec lesquelles ils devraient être naturellement en contact, ce qui se remarque particulièrement sur le scaphoïde, le cuboïde, et moins sur l'astragale qui n'éprouve qu'un faible mouvement de rotation sur son axe vertical, de manière que la face interne se porte un peu en avant et la face externe un peu en arrière. On connaît cependant une exception: elle fut trouvée chez un fœtus à terme, déposé par le professeur Ehrmann dans le musée anatomique de Strasbourg, et disséqué par M. Held; dans ce cas, l'astragale était complétement luxé en avant et en dedans. Les dispositions inverses existent pour le pied-bot externe.

Les os du métatarse conservent leurs rapports individuels, ainsi que les orteils, mais ces os sont déviés en totalité et portés d'ensemble dans la direction affectée par le pied-bot.

Chez les sujets avancés en âge il s'opère des changements importants : les os sont dépourvus de cartilage dans tous les points où les surfaces articulaires normales ne sont plus en contact les unes avec les autres; et partout, au contraire, où les os établissent entre eux de nouveaux rapports, il se forme de nouvelles articulations.

Les ligaments articulaires sont amincis du côté où ils sont distendus et présentent plus d'épaisseur dans les points où leurs deux extrêmités sont rapprochées.

Les nerfs poplités interne et externe sont souvent hypertrophiés chez les sujets avancés en âge ; ils sont tendus et ne suivent pas la direction des os.

L'artère tibiale postérieure et le nerf tibial ou sciatique poplité interne conservent, dans les deux tiers supérieurs de leur trajet, leurs relations ordinaires, c'est-à-dire que le nerf est postérieur à l'artère, mais vers le tiers inférieur de la jambe, le nerf croise l'artère de dehors en dedans, la contourne sans l'abandonner, de manière à venir se placer au-devant d'elle au niveau du tendon d'Achille. Il faut encore remarquer, avec M. J. Guérin, que les artères, chez les jeunes enfants, ne se raccourcissent pas comme les muscles, et que loin de se tendre en ligne droite comme ceux-ci, entre les points extrêmes des espaces qu'elles parcourent, elles forment au contraire des courbes et des flexuosités qui varient selon la longueur et les dispositions accidentelles des parties qu'elles traversent. Chez les personnes âgées, les artères s'atrophient, et loin d'être flexueuses, elles suivent partout la direction des os.

Quand aux muscles, ils s'atrophient avec l'âge ; les fibres charnues subissent la transformation fibreuse qui appartient aux muscles contractés ; les tendons forment des cordes tendues, saillantes, dont les extrémités tendent sans cesse à se rapprocher ; les autres muscles sont allongés et leurs tendons fréquemment déviés de leur direction normale.

Les veines, chez les jeunes enfants, sont volumineuses, flexueuses et forment, au-dessus du calcaneum et à la partie interne du tendon d'Achille, un plexus qu'il est assez souvent impossible d'éviter lorsqu'on pratique l'opération de la ténotomie.

HISTORIQUE DU TRAITEMENT DES PIEDS-BOTS.

L'histoire du traitement des pieds-bots doit être divisée en deux périodes distinctes : la première comprend l'emploi exclusif des moyens mécaniques pour obtenir le redressement des pieds ; la seconde renferme tous les procédés indiqués pour opérer la section des tendons. Par la première méthode on voulait lutter contre la puissance de rétraction des tendons, dans la seconde on brise l'obstacle en attaquant directement la principale cause de la difformité.

Hippocrate, dont la sagesse et l'expérience excitent toujours notre admiration, est le premier auteur qui ait indiqué les moyens de résister à l'action des muscles et de vaincre leur rétraction par un appareil mécanique ; il décrit un bandage dont les effets doivent être secondés par l'usage d'un soulier de plomb, et si cela ne suffit pas, il prescrit l'emploi de bottines dont il donne la description. Hippocrate recommande de n'employer ni la force ni la violence, mais bien de ramener lentement et doucement les pieds vers la direction normale : *neque magnâ vi sed leniter cogantur.*

Ces recommandations habiles et prudentes furent oubliées pendant bien des siècles ; il faut arriver à Marc-Aurèle Séverin pour retrouver quelques notions scientifiques sur les pieds-bots, encore sont-elles bien au-dessous des enseignements donnés par Hippocrate. On peut exprimer la même pensée sur les travaux d'Ambroise Paré, de Dionis, de Fabrice de Hilden, en ce qui concerne les pieds-bots.

Ce n'est que vers la fin de la seconde moitié du dix-huitième siècle qu'on voit enfin apparaître quelques hommes spéciaux s'occupant du traitement des pieds-bots. Venel, médecin à Orbe, dans le canton de Berne, établit, vers 1780, un hospice exclusivement destiné à recevoir les enfants dont les pieds étaient difformes ; les résultats qu'il obtint, satisfaisants pour l'époque, excitèrent vivement l'attention publique. Venel cachait sa méthode, mais elle fut divulguée en 1790 par Wantzel qui avait été traité à l'institut de Venel pour une distorsion congénitale du pied.

A peu près à la même époque, Tiphaisne et Verdier, chirurgiens-bandagistes, à Paris, faisaient vanter, par les feuilles publiques, les succès qu'ils obtenaient dans le traitement des pieds-bots à l'aide de machines de leur invention ; succès singulièrement exagérés et fort douteux quant au résultat définitif.

Jusqu'alors ni l'anatomie ni la physiologie n'avaient éclairé de leurs lumières les manœuvres des orthopédistes ; l'empirisme et souvent l'ignorance présidaient seuls à la direction du traitement. Mais le dix-neuvième siècle s'ouvre et Scarpa publie son remarquable traité sur les pieds-bots.

L'illustre professeur de Pavie ne suit pas la route commune, il ne prescrit pas le remède avant de connaître le mal. Il s'occupe d'abord à constater les véritables caractères de la difformité, et lorsque, par des dissections habiles, il est parvenu à bien comprendre la nature du mal, il invente une machine nouvelle qui répond mieux que les précédentes aux intentions qu'il voulait remplir.

Plus tard Boyer simplifia la machine de Scarpa; en 1817, d'Ivernois présenta à la société du cercle médical de Paris un appareil qui fut modifié sur les indications de Capuron; enfin, Jalade-Lafond, médecin orthopédiste habile, fabriqua une machine qui donna des résultats assez satisfaisants.

Cette série de travaux s'arrête à Delpech qui, en 1828, fit paraître son remarquable ouvrage sur l'*Orthomorphie*: l'auteur y développe des vues profondes sur l'étiologie des pieds-bots, et donne, dans l'une des dernières planches, le dessin d'une machine de son invention.

Mais Delpech ne se borne pas à indiquer les machines comme unique ressource de traitement pour les pieds-bots, il revient, dans cet ouvrage, sur la proposition qu'il avait déjà faite de couper le tendon d'Achille lorsque les moyens extensifs ont échoué. C'est ici que commence un progrès immense, je dirai presque une révolution dans le traitement des pieds-bots.

L'emploi exclusif des machines, pour le redressement des pieds-bots, obtenait rarement un succès complet: il fallait beaucoup de temps, d'efforts, de patience, pour diminuer notablement la difformité, qui souvent reparaissait lorsqu'on supprimait les moyens mécaniques.

Quelques médecins eurent enfin la pensée de faire cesser la résistance des tendons en les incisant: cette idée resta à l'état théorique jusqu'en 1784, époque à laquelle Thilenius, médecin saxon, la fit pratiquer sous ses yeux, le 26 mars, par le chirurgien Lorenz, sur une jeune fille âgée de 17 ans. Le tendon et la peau qui le recouvrait furent coupés en travers; il n'y eut pas d'accident, mais la cicatrisation se fit attendre six semaines. Cette opération passa inaperçue, et, durant vingt-six ans, elle ne fut plus renouvelée. Mais en 1809 et 1810 Michaëlis, de Marbourg, chirurgien timide, pratiqua quatre fois cette opération en se bornant, toutefois, à couper une partie de l'épaisseur du tendon. En 1812, Sartorius, du duché de Nassau, publia une observation de section complète du tendon d'Achille, faite par lui en 1806, sur un jeune garçon âgé de treize ans, atteint de pied-bot accidentel déterminé par un abcès profond : le tendon et la peau furent encore divisés d'un seul coup de bistouri. Jusqu'alors l'opération tout entière se faisait à ciel ouvert.

Delpech, le premier, entre dans un nouvel ordre d'idées : il veut ménager la peau qui recouvre le tendon afin de le soustraire au contact de l'air et d'en empêcher la mortification. Après avoir exposé les raisons de prudence et les vues qui le dirigent, il pratique son opération le 9 mai 1816. La lame d'un bistouri droit traverse les tissus en passant en avant et contre le tendon d'Achille, à peu près comme pour un séton; l'incision interne et externe a un pouce d'étendue, puis un bistouri convexe divise le tendon d'avant en arrière sans atteindre la peau : quelques accidents survinrent, mais en définitif l'opération amena le résultat désiré.

La hardiesse de Delpech fut généralement blâmée; un journaliste de l'époque ne comprenait pas que l'auteur pût sérieusement proposer cette opération. Ce mauvais accueil fit que les chirurgiens français ne s'occupèrent plus de la section du tendon d'Achille. Mais il fallait, comme pour toute idée bonne en soi, qu'elle passât par diverses évolutions avant d'arriver au perfectionnement pratique.

L'opération délaissée, et même repoussée en France, fut accueillie favorablement en Allemagne. Le docteur Stromeyer, de Hanovre, saisissant parfaitement la pensée de Delpech, la perfectionna en diminuant l'étendue des plaies cutanées faites sur les côtés du tendon d'Achille. Employant un bistouri étroit et convexe, il ne fit plus que deux petites incisions répondant à l'entrée et à la sortie de la lame et n'en ayant que la largeur. Sa première opération fut pratiquée le 28 février 1831, la seconde le 12 juin 1832, et le mémoire qu'il publia à cette occasion fut inséré dans le *Rut's Magazin*, etc., 39e volume. Les *Archives générales de Médecine* donnèrent, en 1834, la traduction de ce mémoire, et les résultats heureux qu'il signalait frappèrent vivement les chirurgiens français.

Dès lors l'attention est éveillée ; tous les médecins orthopédistes de Paris et de la province s'occupent de la question devenue nouvelle parce qu'elle se présente sous un nouvel aspect. En effet, la ténotomie, conçue et exécutée en Allemagne, pénètre en France et y reçoit une heureuse modification ; accueillie de nouveau dans son pays natal, elle y est améliorée et simplifiée : elle repasse une seconde fois la frontière pour revenir en France recevoir un dernier perfectionnement, provoquer des recherches importantes, ouvrir des vues neuves et servir de point de départ à des idées générales qui s'élèvent jusqu'à l'édification d'une méthode. C'est là, incontestablement, un remarquable progrès scientifique.

Reprenons notre récit chronologique. Les deux grandes

incisions faites par Delpech, sur les parties latérales du tendon d'Achille, avaient été réduites, par M. Stromeyer, à deux piqûres résultant de l'entrée et de la sortie de la lame du bistouri; c'était encore trop. M. Stœss, chirurgien orthopédiste à Strasbourg, homme modeste et judicieux, pensa qu'on pouvait éviter l'une des deux plaies, celle de sortie, et que l'opération serait alors complètement sous-cutanée. Cette heureuse idée fut appliquée à la fin de l'année 1835, à ce que m'a assuré l'auteur de ce nouveau perfectionnement : il fut rendu public par M. Held, qui le signala dans sa dissertation inaugurale pour le doctorat, soutenue, le 20 juin 1836, devant la Faculté de médecine de Strasbourg.

A peu près à la même époque où le docteur Stœss opérait à Strasbourg, M. Duval, médecin orthopédiste fort habile, pratiquait, à Paris, le 23 octobre 1835, une section du tendon d'Achille. Quel fut alors son procédé? Il ne le dit pas; ce ne fut que plus tard, en 1839, qu'il recommanda dans la première édition de son ouvrage, de faire l'opération au moyen d'une seule incision pratiquée au côté interne du tendon.

M. Bouvier ne se laisse pas distancer; après avoir fait des expériences sur les animaux, il opère, le 15 janvier 1836, une fille de 14 ans, atteinte de pied-bot phalangien accidentel; il suit le procédé de Stromeyer, en ne pratiquant cependant qu'une seule incision à la peau.

Le 12 février 1836, M. Bouvier modifie le manuel opératoire : il adopte deux instruments : un bistouri ordinaire pour l'incision cutanée, et un ténotome étroit, à pointe mousse, introduit par la plaie, et qui doit diviser le tendon d'arrière en avant.

Nous arrivons à M. J. Guérin : ce savant médecin,

répondant à une question de prix proposée par l'Académie des sciences, le 26 juillet 1830, présente seize gros volumes in-folio, manuscrits, renfermant des travaux sérieux, importants, qui lui font obtenir la magnifique récompense de 10,000 francs promise à l'auteur du meilleur mémoire du concours. M. J. Guérin publia plus tard, en 1838, une partie de ses recherches, mais ce n'est qu'en 1841 qu'il fit paraître son travail intitulé : *Essais sur la méthode sous-cutanée.* « Je me suis proposé dans ce mémoire, dit l'auteur, d'établir un principe nouveau, et d'indiquer quelques-unes des applications dont il est susceptible. » Il reconnait que le point de départ de la méthode, c'est la *section sous-cutanée* du tendon d'Achille; puis s'emparant de ce fait important, il le généralise pour l'appliquer à tous les faits chirurgicaux qui permettent ce mode opératoire.

Une lutte très-vive s'est engagée, tout récemment, devant l'Académie impériale de médecine de Paris, pour établir les droits de priorité de l'invention, des perfectionnements et de la généralisation de la méthode sous-cutanée. M. J. Guérin a défendu avec talent la position qu'il veut se faire; mais tout en lui reconnaissant ses droits à la généralisation d'idées qu'il a grandies, on ne peut lui concéder le mérite de l'invention, mérite qui, à vrai dire, ne revient à personne, puisque l'histoire nous prouve qu'il n'y a eu que des perfectionnements successifs qui s'écartaient toujours, de plus en plus, du point de départ.

L'opération sous-cutanée du tendon d'Achille fut importée en Angleterre par le docteur W. J. Little qui avait été opéré, en 1836, par Stromeyer lui-même. Little, de retour dans son pays, fit plusieurs opérations avec succès et trouva des imitateurs parmi ses confrères.

Ce fut le 25 juin 1837 que je pratiquai, à Metz, la première section du tendon d'Achille : mon *Mémoire sur la Cure radicale des pieds-bots* parut au mois de septembre 1838 ; cet ouvrage français servit, chose remarquable, à vulgariser en Allemagne le traitement des pieds-bots, ce qu'il faut rapporter à la traduction qu'en fit, à Leipzig, en 1839, le professeur Walther. C'est encore à la traduction de mon ouvrage faite, en 1840, à Philadelphie, par le docteur Campbell-Stewart, qu'il faut attribuer la propagation de la méthode sous-cutanée en Amérique.

Ce fut en 1841 que parurent les ouvrages de MM. Bonnet, Philipps et de plusieurs autres chirurgiens distingués ; ils exposent bien la question, mais ne la font pas notablement progresser.

Le docteur Giacinto Pacchiotti, dans une thèse de concours imprimée tout récemment à Florence, a bien résumé la question historique. Après avoir rappelé les notions transmises par les anciens, les travaux récents de Stromeyer, Diffenbach, Bouvier, J. Guérin, il ajoute : *Ecco il genio francese !* et il lui attribue le mérite d'avoir éclairé les questions d'anatomie pathologique, d'étiologie, de diagnostic, de pronostic, de thérapeutique et d'avoir, en renouvelant la science, assuré une des plus belles conquêtes scientifiques de nos jours ; *alla quale*, ajoute-t-il, *presero parte* Scoutetten, Duval, Philipps, Bonnet, Syme, Vidal, Velpeau, Chassaignac, Held, Stœss, Pravaz, Vrolick, Humbert, *gli uni con operazioni, gli altri con scritti ampliando la sfera delle cognizioni teoriche et pratiche.*

Terminons en disant que la section des tendons pour la guérison des pieds-bots est connue depuis fort longtemps des médecins vétérinaires.

En 1826, MM. Miquel et Debeaux *(Journ. prat. de méd. vétér.)* écrivaient :

« Il y a déjà bien longtemps que l'on pratique la section « des tendons fléchisseurs des pieds, dans le cas de direc- « tion vicieuse des membres, sans que personne se soit « occupé à établir des règles précises pour faire cette « opération d'une manière méthodique : nous n'ignorons pas « néanmoins que quelques praticiens ont réussi bien avant « nous à redresser par ce moyen des membres qui avaient « tout-à-fait perdu leur aplomb. En vous communiqnant « le résultat de notre travail, nous avons en vue de sim- « plifier et de rendre plus familière une opération qui « peut être aussi avantageuse à la *chirurgie humaine* « qu'à celle des animaux. »

Ces bonnes intentions, on le sait, ne reçurent pas un accueil très-empressé.

TRAITEMENT DES PIEDS-BOTS.

La difformité, souvent affreuse, produite par le pied-bot, la gêne de la marche, les inconvénients qui l'accompagnent, inspirent promptement aux parents, et plus tard, au malade lui-même, le désir de remédier à cet accident. Mais, jusqu'à ce jour, combien d'espérances trompées ! combien de courage, de patience et de dépenses pour des résultats douteux ou incomplets ! Ce n'est point que les médecins aient méconnu le but et les indications à remplir pour l'atteindre : le but est évident, les indications sont faciles ; elles se résument en ces deux termes : *rétablissement de la forme et de la fonction* du pied malade.

Quelles que soient les causes du pied-bot, les dérangements pathologiques se réduisent à la rétraction de l'un ou de plusieurs des muscles de la jambe et du pied, et à la déviation plus ou moins prononcée des surfaces articulaires. Voilà le mal : est-il constamment curable? jusqu'à quel âge l'est-il? quelles circonstances peuvent s'opposer à la guérison? Quelles causes amènent les rechutes?

A la première question nous n'hésitons pas à répondre : oui, le pied-bot est constamment curable lorsque le malade n'est pas trop âgé, lorsqu'il n'y a point de paralysie complète, d'ankylose ou de luxation congénitale. Mais la guérison n'est certaine qu'entre les mains d'un médecin expérimenté, sachant combattre les difficultés, les complications et prévoir les causes de rechute.

A quel âge doit-on pratiquer l'opération? Des raisons anatomiques doivent déterminer le médecin prudent à ne pas opérer avant que l'enfant ait atteint le cinquième et mieux le sixième mois. Avant cette époque, les nerfs, les vaisseaux et les tendons sont si rapprochés, si étroitement unis, et l'ensemble des parties présente si peu de volume qu'on doit sérieusement craindre, en voulant diviser le tendon d'Achille, de léser les vaisseaux artériels et veineux. Vers l'âge de six mois les organes sont mieux formés, le tendon d'Achille tend à s'isoler, on peut plus facilement l'atteindre sans courir de danger. D'ailleurs il est convenable de préparer le pied de l'enfant à l'opération, en lui faisant imprimer chaque jour, par la mère, des mouvements qui le rapprochent de la direction normale; en agissant ainsi on arrête le développement de la difformité et on rend le succès plus prompt et plus sûr.

Si l'on ne doit pas opérer avant six mois, on ne doit pas le faire non plus après dix ans pour les enfants atteints de pied-bot interne *congénital*, de quinze ans pour le pied-bot *secondaire*; quant au pied-bot *accidentel*, tout doit être laissé à l'appréciation du médecin.

Le pied-bot phalangien, surtout s'il est secondaire, peut être opéré très-tard; jusqu'à vingt ou vingt-cinq ans et même à un âge plus avancé.

Les causes qui peuvent s'opposer à la guérison sont: les inflammations accidentelles, les opérations mal faites, la non réunion des tendons, l'indocilité de l'enfant, et surtout la négligence ou le défaut de persévérance des parents.

Les *rechutes* sont provoquées par des causes qu'il est de la plus haute importance de bien connaître; elles exigent des explications longues et minutieuses que nous donnerons plus loin.

Occupons-nous de l'opération et des soins consécutifs qu'elle nécessite. Tous les tendons des muscles de la jambe et du pied, lorsqu'ils viennent à faire saillie, peuvent être divisés, mais la plus importante de toutes les sections, celle qui a primitivement appelé l'attention des chirurgiens, est la section du tendon d'Achille: les préceptes que nous allons présenter s'y rapportent directement; les applications aux autres tendons se feront ensuite très-facilement et en découleront comme conséquences naturelles.

Quelques notions anatomiques sont indispensables avant la description du manuel opératoire.

Les rapports des vaisseaux et nerfs tibiaux postérieurs avec le tendon d'Achille appellent toute l'attention du chirurgien. Chez l'adulte, l'artère tibiale postérieure longe, supérieurement, le tendon d'Achille, elle en est séparée cependant par une couche assez abondante de tissu cellulaire; à la hauteur de la malléole interne, l'artère se détourne pour se porter en dedans et en bas. L'artère tibiale fournit un assez grand nombre de branches peu importantes, mais il en est une, destinée à s'anastomoser avec les vaisseaux de la malléole externe, qui passe obliquement de haut en bas, au-devant du tendon d'Achille. Cette branche peut être lésée pendant l'opération.

Chez les jeunes sujets, la disposition des parties diffère notablement de celle qui est présentée par l'adulte. L'artère est proportionnellement plus forte que dans un âge plus avancé ; les fibres aponévrotiques qui la protègent et la recouvrent derrière la malléole interne, existent à peine ; aussi sent-on ce vaisseau battre très-distinctement sous la peau. Les veines, volumineuses, gorgées de sang, enveloppent l'artère dans presque toute sa circonférence. Le développement incomplet du membre rapproche toutes les parties qui le composent ; de là une véritable difficulté et même des dangers, en ce qui concerne la section de l'artère, lorsque l'opération est faite imprudemment, ou s'écartant des règles que nous tracerons plus bas.

Chez les enfants atteints de pied-bot, le tendon d'Achille, au lieu de se diriger perpendiculairement en bas selon l'axe de la jambe, dévie en dedans pour atteindre l'extrémité postérieure du calcaneum, conséquemment il se rapproche de l'artère. Celle-ci devient d'autant plus flexueuse que le trajet qu'elle devrait parcourir est plus réduit ; elle se courbe suivant la direction de la courbure du membre ; l'artère et le tendon sont donc presqu'immédiatement en contact.

Il faut encore remarquer que le tendon d'Achille présente, un peu au-dessus de son insertion au calcaneum, une bourse muqueuse constamment humectée de synovie et que, pour différents motifs, il faut soigneusement éviter de blesser.

Ces remarques anatomiques nous conduisent à conclure que pour éviter la lésion de l'artère et de la bourse muqueuse, il faut nécessairement attaquer le tendon par son bord interne, en le contournant le plus près possible.

De ces considérations découlent les règles suivantes, règles précises, absolues, dont on ne peut s'écarter lorsqu'on veut pratiquer la section du tendon d'Achille pour un pied-bot interne :

1° Le tendon d'Achille doit être divisé, chez les adultes, à 25 millimètres au-dessus du calcaneum ; chez les enfants le lieu doit varier selon l'âge ; chez les sujets les plus jeunes, on doit toujours s'éloigner du talon de dix millimètres au moins.

2° Le tendon doit toujours être attaqué par le côté interne ; en agissant ainsi l'on interpose son instrument entre le tendon, les vaisseaux et le nerf.

3° L'ouverture doit être petite et ne jamais traverser la peau de part en part. Ces conditions sont nécessaires pour éviter la suppuration et l'exfoliation du tendon.

Quel instrument doit-on employer pour opérer la section du tendon d'Achille? L'instrument ou plutôt les instruments ont varié selon les opérateurs, je me sers d'un petit scalpel, que j'appelle *ténotome*, à lame solide mais très-étroite, fixée à demeure sur un manche plat et de manière que le tranchant de l'instrument répondc à la largeur du manche : disposition prise pour donner aux doigts un point d'appui large et assuré.

Procédé opératoire. — Bien que l'opération ne soit ni longue ni douloureuse, il est avantageux, pour la sécurité, d'endormir les enfants à l'aide du chloroforme. Lorsqu'ils sont arrivés à la période d'insensibilité, je les fais coucher sur le ventre et soutenir sur les genoux d'une personne intelligente. Un aide maintient solidement le bas de la jambe, pendant qu'un second aide saisit le pied et le fait fléchir dans le but de tendre et de faire saillir le tendon d'Achille.

Dans le *premier temps* de l'opération, j'enfonce mon instrument dans les tissus en le glissant le plus près possible du tendon que je contourne d'arrière en avant et de dedans en dehors. Pendant le *second temps*, le manche du ténotome est abaissé, le tranchant de la lame est fortement appliqué contre les tissus qu'il faut diviser, ce qu'on obtient par de très-petits mouvements de va et vient ; une sorte de cri indique la division des fibres tendineuses, et tout-à-coup, un craquement sourd et brusque annonce la division totale du tendon : aussitôt celui-ci se rétracte avec force, entraînant avec lui la gaîne celluleuse qui lui adhère, et qui tirée de bas en haut, se ferme, comme une boutonnière, dès que l'instrument est retiré.

Quand le sang est arrêté, et il n'en sort habituellement que quelques gouttes, un petit plumasseau enduit de cérat est mis sur la plaie ; une compresse longuette et une bande complètent ensuite l'appareil. Je laisse les choses en cet état trois ou quatre jours, puis je lève le premier appareil et je trouve la plaie cicatrisée : la peau qui l'environne est souvent un peu bleue, ce qui tient à l'extravasation d'une petite quantité de sang.

Appareil de redressement. — Le moment est venu de s'occuper du redressement du pied, car il ne faut pas croire, ainsi que l'ont avancé plusieurs auteurs, qu'il suffise, après la section du tendon d'Achille, d'appliquer un bandage ordinaire ou amidonné, combiné avec le plâtre, ou simplement de bandelettes de diachylon gommé ; ce sont des illusions dont les enfants sont toujours victimes. Il faut, au contraire, qu'on sache que *la section du tendon d'Achille n'est rien,* que beaucoup de chirurgiens sont capables de la faire parfaitement, *mais ce qui est tout*, c'est le traitement consécutif; c'est là que se révèlent l'expérience et l'habileté de l'opérateur. Voici pour réussir l'indication des soins à donner et des préceptes à suivre :

1° Il faut, chaque jour, manier doucement le pied en cherchant à le ramener à la direction normale.

2° Une compresse longuette, large de deux travers de doigt, sert à envelopper le pied; l'extrémité supérieure doit être appliquée d'abord sur la malléole externe, puis, en admettant toujours qu'il s'agisse du pied-bot en dedans, on porte la compresse à la partie interne; le pied étant ainsi enveloppé et ramené en dehors, on applique la bande.

3° On doit réappliquer ce bandage tous les jours, en prenant grand soin d'éviter les plis. Sans cette précaution le pied s'échauffe, la peau s'enflamme, les enfants souffrent, surtout pendant la nuit.

4° *L'appareil de redressement* est alors appliqué. Cet appareil est très-simple : il se compose d'une semelle en tôle recouverte d'une peau douce; sur le bord de cette semelle se trouve une tige d'acier faisant ressort et portant un ou deux boutons pour donner attache aux courroies qui doivent fixer le pied. Cette semelle présente, postérieurement, un talon solide, mais rembourré, donnant aussi attache à une courroie qui presse sur le cou-de-pied : une tige en acier, avec charnière articulée à la semelle à la hauteur de la cheville, permet de donner au pied tous les mouvements d'inclinaisons nécessités par les dispositions du membre malade et de le maintenir fixé dans la position voulue pour le redressement. Cet appareil doit être gardé le jour et la nuit; il ne fait point souffrir lorsqu'il est bien appliqué et qu'on n'exerce pas, pendant le sommeil, une compression trop-forte sur le pied (1).

5° Lorsque la consolidation du tendon divisé est achevée, que le membre est redressé, on fait confectionner des bottines avec des contreforts solides, portant deux lanières internes destinées à être lacées sur le cou-de-pied et à maintenir le talon solidement appuyé contre la semelle.

6° Les bottines doivent être portées durant plusieurs années, si l'on ne veut pas s'exposer à des déformations vicieuses de la jambe ou du pied.

RECHUTES.

Les rechutes sont très-fréquentes; les auteurs qui ont écrit sur les pieds-bots n'en parlent pas; omission fâcheuse qui a entraîné des promesses hasardées et des déceptions pénibles. Les causes qui déterminent les rechutes méritent la plus sérieuse attention. Toutes les formes de pied-bot n'y sont pas également exposées; le pied-bot phalangien l'est très-peu; il en est de même du pied-bot calcanien et du pied-bot externe, mais il en est tout autrement du pied-bot interne : cette forme, qui est la plus commune, est exposée aux rechutes dans la proportion de 90 sur 100; aussi, chaque fois que j'opère un pied-bot de ce genre, je préviens les parents de l'enfant que, selon de nombreuses probalités, plusieurs opérations successives seront nécessaires.

Avant d'exposer les motifs qui donnent la raison de ces opérations multiples, présentons un exemple servant à

(1) Cet appareil est parfaitement exécuté par M. Theveny, très-habile coutelier-mécanicien, demeurant rue Fournirue, à Metz.

constater les difficultés du traitement et les résultats heureux obtenus par le courage et la persévérance.

Neuvième observation. — Marie de *** est née à Metz, le 12 septembre 1847, de parents sains et bien conformés ; elle présente, en naissant, un pied-bot interne très-prononcé, du côté gauche. Les parents reconnaissent la nécessité de l'opération, mais, pour les motifs indiqués plus haut, je la retarde jusqu'au mois d'avril 1848, époque à laquelle l'enfant avait sept mois : la section du tendon d'Achille est pratiquée, l'appareil extenseur est appliqué le troisième jour ; bientôt le pied s'allonge, la forme normale se rétablit. Un an après l'opération l'amélioration s'arrête ; le pied se porte de nouveau en dedans ; il reprend évidemment la courbure vicieuse primitive. La cause de la rechute est soigneusement recherchée et nous trouvons que l'adducteur du gros orteil est rétracté, que son tendon fait saillie sous la peau, et que cette saillie augmente très-notablement sous les efforts de redressement du pied. Une seconde opération étant jugée indispensable, elle fut faite le 10 avril 1850 : elle eut pour résultat la section du tendon de l'adducteur du gros orteil et le redressement du pied.

Au mois d'octobre 1852, la difformité tend à reparaître ; cette fois c'est le court fléchisseur du gros orteil qui fait obstacle ; il est divisé le 15 octobre : l'amélioration est sensible, le pied s'allonge.

Les progrès s'arrêtent de nouveau, ce qui est dû à la résistance du tendon du long fléchisseur du gros orteil ; il est coupé le 19 juillet 1853 ; plus tard, apparaissent les deux tendons internes du fléchisseur commun des orteils ; ils sont coupés le 15 octobre 1855, l'enfant ayant alors huit ans. Aujourd'hui, 25 mai 1857, la guérison est complète ; l'enfant pose son pied gauche tout-à-fait à plat, il n'y a aucune trace de claudication ; tout le membre prend de la force et du volume ; il est impossible, en voyant marcher l'enfant, de supposer qu'elle ait été atteinte de pied-bot.

Rarement la guérison des pieds-bots exige des opérations aussi nombreuses que dans le cas précédent, mais on doit toujours s'attendre à la section du tendon d'Achille, et, plus tard, à celle du tendon de l'adducteur et même du long fléchisseur du gros orteil.

En étudiant avec soin la cause des rechutes, on arrive à reconnaître que plusieurs des muscles de la jambe et du pied étant atteints de rétraction à des degrés inégaux, la section d'un premier tendon permet un allongement limité par l'extensibilité des autres muscles; que ceux-ci finissent par faire saillie sous la peau, lorsque, avec l'âge, les os ont pris un développement qui force les muscles malades à s'étendre et à former un nouvel obstacle; les os continuant à croître tandis que les muscles sont stationnaires, le pied se contourne et le pied-bot se reproduit. Il y a donc nécessité absolue, pendant plusieurs années, à pratiquer des opérations successives, si l'on veut profiter de celles qui ont été faites primitivement et arriver enfin à une guérison, toujours certaine, si l'on se soumet aux préceptes que nous avons donnés et que l'expérience a toujours confirmés.

Ouvrages du même Auteur :

L'OZONE, ou Recherches chimiques, météorologiques, physiologiques et médicales sur l'oxygène électrisé. — Un vol. in-12 avec tableaux. Metz, 1856.

LA MÉTHODE OVALAIRE, ou nouvelle méthode pour amputer dans les articulations; avec onze planches lithogr.; in-4°, Paris, 1827, chez J.-B. Ballière.

Ouvrage traduit en plusieurs langues étrangères. La deuxième traduction allemande est enrichie d'une préface du célèbre professeur Græfe, de Berlin.

DE L'EAU sous le rapport hygiénique et médical, ou de l'Hydrothérapie; Un vol. in-8°, Paris, 1845.

Une traduction de cet ouvrage, en hollandais, a été faite dans l'Inde à Batavia, par le docteur F.-A.-C. Waitz, 1848.

www.ingramcontent.com/pod-product-compliance
Ingram Content Group UK Ltd.
Pitfield, Milton Keynes, MK11 3LW, UK
UKHW032006260826
14628UKWH00005B/2308

9 782019 639815